DU CŒUR PNEUMATIQUE RESPIRATOIRE

ET DE SON UTILITÉ

Dans les cas d'asphyxie et d'empoisonnement

INVENTÉ PAR

M. G. GANDOLFI

Professeur de médecine légale à l'Université de Modéne

Traduit de l'italien par

Le Docteur E.-L. BERTHERAND,

Médecin-expert du Parquet d'Alger,
Directeur de la *Gazette médicale de l'Algérie*,
Secrétaire général
de la *Société de Climatologie algérienne*, etc.

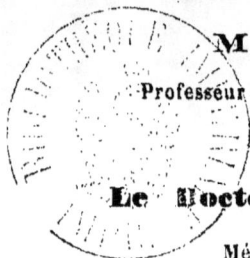

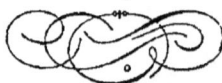

PARIS

Chez J.-B. BAILLIÈRE, 48, rue Hautefeuille

1865

DU CŒUR PNEUMATIQUE RESPIRATOIRE

ET DE SON UTILITÉ

Dans les cas d'asphyxie et d'empoisonnement

Extrait de la Gazette médicale de l'Algérie

Des expériences diverses en la forme, mais conduisant aux mêmes résultats, ont démontré que les effets surprenants et fort curieux de l'instrument dont la description suit, sont produits par l'action de deux forces opposées, donnant des résultats d'une variété infinie, mais déterminés, distincts et concourant à un but spécial, celui de ranimer la vie de l'homme asphyxié ou de réagir contre l'influence fatale des poisons introduits dans l'économie.

Le plan et la description de cet instrument ayant été modifiés et perfectionnés par l'inventeur, dans l'année courante de 1864, se trouvent ici publiés en grande partie pour la première fois.

> Quæ in natura fundata sunt, crescunt et augentur;
> Quæ in opinione, variantur, non augentur.
>
> Bacon.

§ 1

Observations sur les diverses manières d'agir du COEUR RESPIRATOIRE *et sur son invention.*

Les inventions d'instruments destinés à la guérison des maladies de l'homme, ont subi le sort le plus varié. Lorsque l'invention est fondamentalement fautive, ou qu'elle se trouve basée sur des principes erronés, les lois physiques et les dogmes de la logique lui refusent leur sanction, et l'expérience fait voir la nullité des avantages que la bonne foi leur avait attribués : repoussée par la science, elle tombe bien vite dans l'oubli. Tandis que les découvertes fondées sur des principes incontestables, jouissent d'une démonstration fournie tant par la raison que par l'expérience, et elles ont pour caractéristique constante de ne pas révéler de prime-abord toute l'excellence dont elles sont douées, rien n'arrivant d'un seul bond à la perfection. Ce sont là des vérités reconnues; car, en parlant des bonnes inventions, il est dit avec raison qu'elles naissent, croissent, se propagent, s'appliquent, se confirment, se tiennent, se perfectionnent. S'il répugnait à quelques-uns de s'occuper d'une chose nouvelle, les hommes les plus savants ayant déjà travaillé dans le même but que moi, et les soufflets et les pompes respiratoires ayant été depuis longtemps employés par les médecins avec divers degrés de succès, je ferai remarquer que la construction et les fonctions de l'appareil mécanique inventé par moi sont toutes spéciales, particulières et distinctes, tant par le nombre que par la forme, l'intensité et la continuité des effets. Pour cette raison, l'instrument dont il s'agit ne peut pas être considéré au point de vue matériel ou fonctionnel, comme le perfectionnement d'aucun instrument antérieurement inventé. Qu'on ne s'imagine pas cependant, que par ces réflexions je veuille exagérer le mérite d'une modeste création, ou que je prétende avoir fait une invention incalcu-

lable, et encore noins que je m'expose au sort de ceux qui
s'illusionnent sur la nature de leurs découvertes. Je désire
seulement faire observer qu'en raison de la construction nouvelle, l'appareil en question ne pouvait pas sortir de mes
mains complètement fini, et à plus forte raison ne pouvait être
regardé comme ayant atteint son plus haut perfectionnement.
C'est précisément à cause de cela que j'ai trouvé occasion d'y
faire quelques modifications dans le but de faciliter les mouvements de ses parties, de simplifier son mécanisme, et de
donner une plus grande étendue à son applicabilité technique.
J'avoue donc que le présent travail est la troisième édition du
dessin et de la description de cet instrument, et que, par conséquent, il mérite de préférence l'attention des savants (1).

Quelques personnes se sont trouvées intriguées par la désignation, *cœur pneumatique respiratoire*, donnée à cet
instrument. Il convient donc que j'explique les motifs qui
m'ont fait adopter cette dénomination, et que j'expose les
raisons qui la justifient.

De longues études de médecine légale m'ont porté à mé-
diter profondément sur la théorie de la mort, sur la mort apparente et réelle, et aussi sur les moyens les plus propres à
secourir les asphyxiés et les empoisonnés. Ces études, avec
les recherches et les expériences auxquelles elles ont donné
lieu, m'ont fourni une foule d'occasions d'observer les appareils employés pour rappeler à la vie l'homme mort en
apparence, de voir les inconvénients qu'ils présentent au
grand détriment de l'humanité souffrante, et de découvrir ce
qui est essentiellement nécessaire dans la construction des
appareils au moyen desquels on veut accomplir ce prodigieux
résultat : la réhabilitation de la vie. Dans ces circonstances,
il était tout naturel de vouloir m'assurer si les soufflets et les
pompes en usage étaient susceptibles de modifications de na-

(1) Les nouvelles modifications faites à l'instrument sont indiquées
dans le dessin ci-joint et dans la description suivante.

ture à suffire à toutes les exigences du péril en question.
Ce serait inutile de détailler les raisons qui m'ont convaincu
de l'impraticabilité de cette idée, et m'ont engagé à es-
sayer de construire un appareil d'un modèle tout-à-fait nouveau, me souvenant des paroles de Bacon (1) : « qu'une fois dans
» le mauvais chemin, tant que nous y restons, nulle diligence,
» nul art ne peuvent nous faire arriver au point voulu. »

La réalisation de mon projet ne s'est pas effectuée sans de
grandes et nombreuses difficultés, et, je l'avoue franchement,
je n'y serais jamais arrivé sans l'aide de ce précepte inesti-
mable de la philosophie qui nous dit « dans tout ce que
» vous voudrez construire, prenez la nature pour modèle. »

Conformément à ce dogme, et afin de connaître les vrais
principes qui devraient présider à la fabrication de l'appareil
voulu, j'ai dirigé mon attention, avant tout, sur la construction de l'organe qui, dans les corps vivants, maintient la respiration naturelle, et sur les forces qui directement ou indi-
rectement, assurent la continuité non interrompue de ses
mouvements. En limitant mes recherches à ce terrain, en
examinant attentivement et en comparant plusieurs sortes
d'expériences, il me semblait étrange que mes efforts pussent
entièrement manquer. Tant que mon intention fut fixée sur
les poumons et les forces qui les font fonctionner, mon esprit
ne pouvait pas sortir du cercle des pompes et des simples
soufflets respiratoires, instruments déjà reconnus défectueux
et incapables d'accomplir le but pour lequel ils avaient été
inventés. Je me demandai alors : y a-t-il dans le corps hu-
main quelqu'autre organe qui puisse me fournir l'idée
que je cherche? Le cœur peut-être, pensai-je, me don-
nerait précisément le modèle voulu : si la forme de ses parties
était convenablement modifiée, s'il recevait et lançait de l'air
au lieu de sang, l'organe central de la circulation entretien-

_____

(1) Essais philosophiques, — Aphorisme, 39,

drait aux poumons le travail de la respiration. En effet, à peine le regard dirigé sur les merveilleux arrangements qui produisent dans l'homme tant d'effets prodigieux, je vis de suite en ébauche le plan de l'instrument cherché. Ceci, toutefois, ne suffit pas pour justifier le nom de *cœur* que je lui ai donné. Cependant la ressemblance de construction qui existe entre mon appareil et le cœur m'autorise et justifie la désignation.

Du reste, mon instrument, comme le cœur, a quatre cavités, dont deux supérieures (1) et deux inférieures. Il a plusieurs conduits, dont quelques-uns en haut, et d'autres en bas, par lesquels passent et desquels partent divers fluides. Il y a aussi des ouvertures, qui se ferment au besoin, destinées à établir une communication entre les cavités supérieures et inférieures. En fonctionnant, cet instrument a deux actions continuelles, alternatives dont une foulante et l'autre aspirante. Enfin, s'il est permis aux anatomistes d'assimiler la matrice à un flacon avec son fond en haut et son cou en bas, si la forme du bassin peut être comparée à celle des vertèbres, je puis également dire que mon appareil respiratoire ressemble à un cœur, et que le nom que j'ai choisi lui convient. En outre, personne que je sache, avant moi, n'a imaginé un instrument semblable au mien, spécialement en ce qu'il fonctionne en 38 façons entièrement distinctes les unes des autres, à la suite seulement du mouvement de va-et-vient de ses pistons, qui sont destinés à produire des respirations artificielles complètes, incomplètes, longues, brèves, lentes, rapides, interrompues, faibles, fortes, en un mot, comme il arrive à l'homme, selon qu'il se trouve en état de santé, maladif ou vigoureux. Je ne trouve pas que ma conviction à cet égard soit ébranlée par l'assertion de M. le docteur Francesco Festler, de Padoue

---

(1) Du côté du compartiment supérieur de l'instrument sort un mesureur délicat, représentant un autre compartiment en quelque sorte semblable à celui qui vient d'être indiqué; on peut donc bien dire que cet instrument comprend quatre compartiments.

(insérée dans la gazette de Venise du 11 septembre, 1853), affirmant qu'il avait, en 1849, inventé une pompe semblable au *cœur pneumatique respiratoire* (1). Ce médecin se fie un peu trop à la complaisance du lecteur en affirmant cette ressemblance entre son appareil respiratoire mécanique et le mien. Il dit qu'il n'a pas vu mon instrument, qu'il n'en a pas lu la description, mais qu'il a vu la planche où l'idée en est donnée. Il affirme, en d'autres termes, qu'au moyen de la simple annonce de mon invention, il en a pu opérer la comparaison avec la sienne, et établir entre les deux cette ressemblance sur laqqelle il repose sa réclamation d'antériorité.

Mais, pour en finir, je me permets de dire au savant docteur Festler, que je n'ai pas l'ambition des découvertes. On

---

(1) Voici la description de la pompe du docteur Festler faite dans le rapport de l'académie de Padoue par le comte Andrea Citadella Vigodarzare.
Au département de la médecine aussi, parce qu'il sert à la conservation de la vie et de la santé, appartient un instrument inventé par un de nos membres, M. le docteur Francesco Saverio Fetsler, pour secourir les noyés, les asphyxiés et les empoisonnés. Je vous en donnerai une idée de mon mieux, n'en ayant ni modèle ni plan. — Il se compose de deux seringues réunies comme les canons d'un fusil à deux coups : elles ont, comme toutes les seringues, leurs pistons qui fonctionnent à l'intérieur, et leurs trous au fond. De ces deux trous sortent deux tuyaux élastiques assez longs, lesquels aussi sont accouplés. En outre, il y a dans chacune des deux seringues un petit trou pratiqué dans la paroi du cylindre à un point près du fond et sur la ligne d'union. Il y a donc en tout quatre trous, dont deux centraux et deux latéraux, munis chacun d'une soupape; et ces soupapes permettent ou empêchent le passage de l'air ou des liquides selon l'action des pistons. Dans le rappel de la vie chez les noyés, il s'agit de l'extraction prompte de l'eau, de l'introduction graduelle de l'air. En se servant de l'instrument de Festler, l'opérateur enfonce le double tuyau dans la gorge du noyé, et, en relevant un des pistons, fait remplir un des cylindres de l'eau quiy serait entrée par le trou central. Ainsi s'opère, d'une manière non interrompue, rapide et facile, l'expulsion d'un fluide qui, avec la mort pour auxiliaire, avait barré le chemin à un autre fluide qui est le véhicule de la vie. L'usurpateur éloigné, l'opérateur relève l'autre piston et remplit l'autre cylindre d'air entré par le trou latéral. — Cet air, refoulé avec une rapidité, avec une force et en quantité mesurées, reconduit aux poumons, et de là à tous les membres du corps qui tout-à-l'heure n'était que de la matière froide et inerte, ce qui est à la fois le restaurateur de la respiration, de la circulation du sang, de la chaleur et du mouvement.

court trop le risque de se rappeler avec honte les paroles
très-significatives d'un de ses illustres concitoyens (1) : « La
» manie extravagante des découvertes crée des illusions pour
» les gens à courte vue, rend orgueilleux les vaniteux, nous
» attire le ridicule des tiers, et choque ce sentiment de jus-
» tice sociale qui veut qu'on attribue à chacun ce qui lui
» appartient. »

§ 2.

Description du Cœur pneumatique respiratoire.

La planche ci-annexée montre que le *Cœur pneumatique
respiratoire* se compose d'un cylindre (attaché solidement
à un fond plat par deux fortes chevilles) dans lequel se
trouvent deux pistons, cinq tuyaux, dont quatre armés de ro-
binets, deux soupapes simples (dont une à l'intérieur et l'autre à l'extérieur), posées au bord de l'instrument, et un
tambour muni d'une aiguille ou index qui se lève ou se baisse
selon que la membrane dont il est recouvert se gonfle ou se
creuse.

Le cylindre métallique A D B C Q fait la partie fondamen-
tale, la plus apparente de la machine : il a deux extrémités
dont une supérieure A D Q, d'une forme conique, et l'autre
inférieure, tronquée et exactement fermée par le couvercle
B C.

Les pistons fonctionnent librement à l'intérieur du cylindre
et s'écartent ou s'approchent l'un de l'autre.

Le piston supérieur T se meut au moyen d'une tige métallique qui passe à travers l'autre piston *hh* et le couvercle B C
du cylindre A D B C Q pour se rejoindre au manche N et par
celui-ci à la petite tige latérale extérieure K *n g*, sur laquelle
sont deux parties saillantes K et *n*. Enfin, la tige du piston T

---

(1) Voir le discours inaugural lu à l'occasion de l'ouverture de toutes
les études de l'année scolastique, 1841, par le professeur Baldassare
Poli.

se prolonge vers l'extrémité conique *t* A X du cylindre ; et, poussée à sa plus grande élévation, elle forme la soupape intérieure placée en A.

Le second piston *h h* fonctionne au moyen de deux tiges métalliques minces H *h* et H *h* qui traversent en deux points le couvercle R C, se terminant au manche P attaché par celuilà à la tige extérieure V *a r m*.

Ces pistons divisent le cylindre A D B C Q en trois compartiments ou chambres, dont le premier comprend la partie conique, où se trouve la soupape déjà mentionnée, qui s'ouvre quand le piston T se baisse et se ferme quand il se lève. Une autre soupape, placée à l'extérieur en face de celle ci, s'ouvre et se ferme à la volonté de l'opérateur. Du côté gauche du compartiment A D Q sort un tube courbé qui met l'intérieur de ce compartiment en communication avec le tube courbé Z *f* U. Au milieu et en dessus se trouve un tambour conique dont l'intérieur communique aussi avec le compartiment A D Q. Le bord de ce tambour est recouvert d'un tissu élastique qui sert, comme nous l'expliquerons plus tard, à indiquer les divers degrès de la force des mouvements qui s'opèrent dans l'instrument. De la partie étroite du tambour et un peu audessus du point où il se joint au compartiment A D Q, sort un tuyau *t* L, garni d'un robinet en *t*, qui communique avec l'intérieur du tambour, et par cela avec le compartiment A D Q, . avec les tuyaux D Y et Z *f* U, aussi bien qu'avec le compartiment G G.

Le compartiment G G occupe la partie centrale du cylindre et se ferme au moyen des deux pistons T et *h h*. Il est pourvu d'un tube Z *f* U, déja nommé, qui le tient en rapport avec le compartiment A D Q. Ce tuyau, au point S, où il sort du cylindre, est armé d'un robinet au dessous duquel se trouve un rouet à engrenage dont les deux montants entrent dans des creux pratiqués dans la tige extérieure K *n g*. Par ce moyen en tirant le manche N pour baisser le piston T, les dents de la tige K *n g* ferment le robinet S qui se rouvrira lorsque le piston se remettra à sa position primitive. Le tuyau U *f* Z est ouvert à son bout Z, et est diaphane en *f*, pour laisser voir les matières qui le traversent.

Le troisième compartiment ou le compartiment inférieur se trouve entre le piston *h h* et le couvercle B C. Dans ce compartiment, il y a deux tuyaux métalliques pourvus l'un et l'autre d'un robinet. Le plus long des deux est ouvert en M et diaphane en P. Celui-ci a son origine dans la partie inférieure du cylindre et en traverse toute la longueur. L'autre, qui se voit et qui a une direction transversale, est pris du bord du couvercle B C. Les chiffres 1, 2, 3, 4 indiquent la division de l'intérieur du cylindre en cinq parties.

Quand il s'agit d'extraire un fluide semi-liquide de l'estomac d'une personne empoisonnée, on ajuste à l'instrument en Z le tube élastique C C (fig. 4.) Ce tube est semblable à ceux qu'on emploie en pareil cas; seulement au bout qui entre dans l'estomac se trouvent deux ouvertures d'une certaine grandeur dont nous rendrons compte plus tard. Afin de faciliter son introduction dans l'estomac, on lui donne une certaine rigidité, comme tous les tubes destinés à pareil usage.

Lorsqu'on veut extraire de l'estomac une matière toxique liquide, et y introduire en même temps des liquides médicamenteux, pour débarrasser le malade de ses souffrances, on se sert du tube D D D (fig. 3) : on ajuste sur Z et sur M ses deux extrémités D D. Ce tube se compose de deux tuyaux qui, sur un point de leur longueur sont réunis, et semblent former un seul tube à deux passages, dont l'un communique avec un des deux bouts séparés, et l'autre avec l'autre bout.

Enfin, pour venir en aide à un asphyxié, on emploie le tube B B B (fig. 2), qu'on ajuste en Z et en M, et dont le bout libre est en métal et recourbé; avec double voie et deux ouvertures latérales communiquant chacune avec un des deux bouts séparés et élastiques. Ce tube métallique ressemble à la seringue si renommée de Chaussier, et s'introduit dans la glotte pour agir sur les poumons (1).

Il me reste à faire remarquer que la vessie élastique A A peut s'ajuster au tuyau R, et par son élasticité faire passer le fluide qu'elle contient dans l'intérieur du compartiment inférieur. Elle peut aussi être ajustée au tuyau L t, situé à l'origine du tambour F, pour pousser pareillement le fluide qu'elle contient dans le tambour F et dans le compartiment supérieur A D Q.

§ 3.

Des effets physiques et mécaniques spéciaux du cœur respiratoire produits par le mouvement des pistons.

Les effets physiques et mécaniques qui résultent des mouvements du cœur pneumatique respiratoire, sont nombreux et remarquables.

L'abaissement du piston h h P élargit proportionnellement le compartiment du milieu G G, et entraîne la raréfaction proportionnelle de l'air qui s'y trouve; d'où il arrive que par la voie des tuyaux U f Z et Y D, une force aspirante se fait sentir dans le compartiment A D Q, dans le tambour F et dans les poumons ou dans l'estomac du malade. Mais, malgré cette aspiration, qui est accompagnée d'un certain mouvement d'air du compartiment supérieur A D Q F A vers celui du milieu G G, la matière aspirée en Z f U n'entre pas dans le conduit Y D et encore moins dans le compartiment A D Q, parce que, pendant l'opération, l'air qui s'y trouve est toujours entraîné pour remplir le vide qui se fait en G G, comme le prouve le creusement de la membrane du tambour F.

L'aspiration finit quand le piston h h P arrive en contact

---

(1) Dans la *Médecine légale* de l'auteur, la grande utilité de ce tube dans le larynx est exposée dans des observations spéciales.

avec le couvercle B C au delà du tuyau R. Alors. et alors seulement, pourvu que le tuyau R soit ouvert, le compartiment G G se trouve en communication avec l'air extérieur.

En baissant le piston T., les fluides liquides ou gazeux contenus dans le compartiment G G sont rejetés hors de l'instrument par la voie du conduit R : en même temps la soupape intérieure en A à l'extrémité de A D Q s'ouvre, et ce compartiment est rempli d'air pur. Ainsi, le descente du piston T, qui entraîne avec lui la tige K *n* *g*. ferme le robinet S du piston U *f* Z.

Ensuite, en poussant les deux pistons à la fois pour les remettre à leur position primitive, la soupape A se ferme, et et le tuyau U *f* Z étant toujours clos par le robinet S, l'air pur dans la partie supérieure de l'instrument est comprimé et forcé de passer par le tuyau D Y, pour se porter dans l'estomac du malade, tout en remplissant en même temps le tambour F, et le gonflant à un degré proportionné à la force de la pression exercée et à la quantité du fluide expulsé de l'instrument; il est alors facile d'obtenir une graduation et une mesure du degré de tension. Il faut remarquer aussi que le courant, ainsi établi, qui passe en partie dehors par là voie du tuyau D Y et en partie dans le tuyau Z *f* U, fermé par le robinet S, comprime la matière qui se trouve ledit tuyau Z *f* U, et la contraint à se verser dans le compartiment G G aussitôt que l'engrenage de la tige K *n* *g* aura dépassé le point S et ouvert le passage S U.

Si, au contraire, on veut remplir G G et vider *h* *h* B C en une seule opération, cela se fait également, mais dans un sens inverse de la précédente, par la double action aspirante et foulante des deux pistons baissés simultanément, comme il sera expliqué plus tard.

Passons maintenant à l'examen des fonctions particulières au *cœur pneumatique respiratoire*, et spécialement de celles propres à porter secours aux empoisonnés et aux asphyxiés.

§ 4.

THÉORÈME 1ᵉʳ. — *Cet instrument peut injecter dans les poumons de l'asphyxié de l'air froid ou légèrement tempéré, au choix de l'opérateur.*

Même dans la saison d'hiver, on peut, au moyen de cet instrument, faire en sorte que l'air injecté dans les poumons du malade soit d'une température modérée. Le cylindre étant en métal, on peut le chauffer avec la flamme du papier brûlé, ou en l'entourant d'un linge trempé dans de l'eau bouillante. Ce procédé est nécessaire quand il s'agit d'une personne asphyxiée par suite d'affection nerveuse ou de frayeur.

§ 5.

THÉORÈME 2ᵉ. — *Au moyen de cet instrument, on peut produire des aspirations réitérées, sans ôter le tuyau de la glotte, et dès le commencement de l'opération on peut observer la qualité de la matière extraite, et mesurer d'un coup d'œil l'étendue et la force de l'aspiration.*

Comme il arrive quelquefois qu'on trouve dans les poumons de l'asphyxié de l'écume aqueuse, du sang, du mucus, ou de l'air impur et vénéneux; et comme, au moyen d'insufflations vigoureuses d'air pur, on peut, au grand péril de la vie, pousser au fond des cellules des poumons ces matières si malfaisantes, il y a souvent avantage à faire opérer préalablement deux ou trois aspirations, afin d'éviter une catastrophe et de pouvoir secourir d'une manière efficace la personne qui se trouve ainsi sous le coup d'une mort imminente.

La compression de l'abdomen, opérée comme il a été indiqué ailleurs (1), accompagnée de l'auscultation de la poitrine pour s'assurer de l'existence des matières anormales dans les

---

(1) Voir ma *Médecine légale analytique*, chap. XLIV. s. 4, ed. 1863.

poumons, montrera s'il est nécessaire de faire des aspirations réitérées.

Pour pouvoir faire des aspirations successives, il faut apprêter l'instrument de la manière suivante :

Les pistons doivent être dans leurs positions primitives, avec le robinet S et le tuyau R ouverts, mais les tuyaux L *t* et I M fermés.

Le tube dont on se sert à cet effet est celui désigné fig. 2. L'un des bouts élastiques de ce tube étant bouché, l'autre est ajusté sur Z. L'extrémité qui porte le tube laryngien est introduite dans la glotte, et alors tout est préparé pour le commencement de l'opération ; seulement, afin d'assurer la réussite, il est nécessaire que le tube soit tenu fermement dans la glotte, et que la bouche et les narines du malade soient autant que possible fermées pendant l'aspiration.

Pour effectuer une première aspiration, on baisse le piston *h h* P. Et puisque, comme il a été déjà dit, l'action aspirante s'exécute non-seulement dans les poumons, mais aussi dans le tambour F, sur lequel est posé un index, on s'aperçoit de suite du degré de la tension qui caractérise l'aspiration. Cette aspiration se trouve complétée quand le piston *h* en ayant dépassé le tuyau R, aura mis le compartiment G G *h* en communication avec l'air extérieur ; ce qui a pour effet de faire de suite cesser la tension pulmonaire ou aspirante. Ce résultat du mécanisme de l'instrument est très important dans ces cas, et même nécessaire, comme nous aurons l'occasion de l'expliquer plus tard.

Si, par suite de quelques particularités inhérentes au sujet ou propres à certaines circonstances, l'accomplissement d'une aspiration entière semble inopportune, il faudra, avant de commencer l'opération, abaisser le piston jusqu'au n° 3, ou même plus bas s'il est nécessaire, pour réduire à la moitié ou même au tiers d'une aspiration complète. Et dans le cas où l'on n'aura pas eu cette précaution, et même si l'on ne songeait

qu'après avoir commencé l'opération, que le malade ne pour_
rait supporter une longue aspiration, on remédierait à cette
inadvertance en ouvrant entièrement ou en partie le robinet
t du tuyau L *t*.

Pour faire succéder une seconde aspiration à la première,
il suffit de fermer la soupape A et d'abaisser le piston T.

L'abaissement du piston T avec sa tige K *n g* ferme le robinet S, c'est-à-dire le tuyau U *f* Z; d'où, et à cause de la fer-
meture préalable de la soupape extérieure en A, il arrive que
toute l'action aspirante s'opère par le conduit D Y, la sortie
de l'air du compartiment A D Q se faisant indiquer par le
creusement du tambour F. De cette manière, il se fait une
nouvelle aspiration semblable à la première, susceptible
celle-là, de modifications de température, et dont l'étendue
et la force sont également faciles à mesurer.

§ 6.

THÉORÈME 3. — *Le cœur respiratoire fait voir, dans*
un cas d'asphyxie, s'il faut ou non exécuter des
aspirations successives, et en mesure les divers degrés
de force.

Dans les cas de submersion, comme dans ceux d'asphyxie
produite par de l'air vicié ou des gaz délétères, il ne s'opère
pas toujours d'aspirations successives, et quand même elles
arrivent, c'est quelquefois à l'insu de l'opérateur. En lui
faisant donc savoir le moment où il faut répéter les aspirations, on le met à même de voir le degré fort ou faible de
tension concentrée qui existe aux poumons, ce qui est très
utile, par rapport au péril qu'un manque de précaution pourrait entraîner pour le sujet, et à la nécessité de proportion-
ner les doses des médicaments aux exigences de son état.

Pendant que le compartiment G G s'élargit par suite de
l'abaissement du piston *h h*, il s'exerce une force aspirante
qui remue et déloge de sa position dans les poumons la ma-

tière fluide ou liquide qui s'y trouve, et l'oblige d'en sortir. Ce mouvement d'aspiration se reflète dans le compartiment A D Q, dans le tambour F, et par les variations proportionnées de l'index de ce dernier. Il est, par conséquent, certain que, lorsqu'une aspiration s'accomplit sans qu'il y ait un creusement sensible du tambour, on aura extrait suffisamment de matière liquide ou fluide pour remplir le compartiment G G agrandi par l'abaissement du piston *h h* P. Pareillement, s'il arrive un fort creusement du tambour F, il est certain que l'instrument n'aura pas retiré des poumons de matière ni d'une espèce ni de l'autre.

Dans le premier cas, il est évident qu'on pourrait opérer une seconde aspiration sans danger pour le malade ; mais, dans le second, l'aspiration ne pourrait pas se répéter sans lui faire courir de risques très graves.

Ces expériences et d'autres montrent que le *Cœur pneumatique respiratoire* indique la mesure de l'intensité de son fonctionnement, tant par rapport à l'aspiration qu'à l'insufflation.

Si, après l'abaissement ou le haussement de la membrane élastique couvrant le tambour F, on veut déterminer le degré exact de la tension excentrique ou concentrique des poumons, il suffit d'observer le haussement ou l'abaissement de ce tambour, indiqué par la petite tringle qui se meut librement à l'extrémité d'une barre courbée attachée au tambour, comme on le voit dans la planche.

§ 7.

THÉORÈME 4. — *L'instrument exécute facilement des insufflations successives.*

Il arrive quelquefois qu'une première insufflation manque son effet, parce que l'aide n'aura pu tenir bien fermées la bouche et les narines du malade. Dans ce cas, il faut en faire une seconde répétition à laquelle le mécanisme de l'instrument se prête facilement.

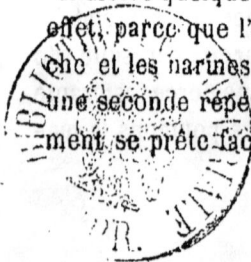

Pour opérer une seconde insufflation, on abaisse les deux pistons autant que possible vers B C, puis on les remonte ensemble jusqu'à leur position primitive. En abaissant le piston T, le robinet S se ferme, la soupape en A s'ouvre, et, par conséquent, le cylindre est rempli d'air pur sans qu'il y ait eu d'aspiration exercée sur les poumons du malade ou à l'intérieur du tambour, dont la membrane reste immobile.

Lorsque les deux pistons remontent ensemble, la soupape A se ferme; l'air intérieur de l'instrument étant comprimé et n'ayant d'autre sortie que par le tuyau D Y, se dirige sur les poumons, les mouvements de l'index sur le tambour indiquant le degré de la tension pulmonaire, laquelle peut toujours être arrêtée en ouvrant le robinet *t* du tuyau L *t*.

§ 8.

THÉORÈME 5. — *L'instrument indique au coup d'œil la mesure exacte de la quantité tant de l'air qu'il extrait que de l'air qu'il injecte.*

L'opérateur exécute une aspiration quelconque en abaissant le piston *h h* P, lequel, en descendant, marque différents degrés selon la longueur du parcours qu'il aura fait.

Ce piston ayant été descendu depuis le nº 2, sur le point le plus haut de son élévation jusqu'au nº 3 (l'un des deux bouts élastiques du tube B B B ayant été ajusté à Z, l'autre étant bouché, et le bout métallique ayant été inséré dans la glotte du malade), si la membrane élastique du tambour n'était pas du tout baissée, il serait extrait des poumons par cette simple opération un volume d'air de densité naturelle égal à la capacité d'une des cinq parties ou divisions du cylindre. S'il en était autrement, le vide produit ne serait pas rempli, et l'index du tambour F ne serait pas resté immobile. Le même volume d'air serait extrait des poumons, si le piston ayant été descendu depuis nº 2 jusqu'au nº 4, l'in-

dex ne s'abaissait que d'un seul degré. Il serait, au contraire, extrait des poumons par suite de la descente du piston n° 2 jusqu'au n° 4, deux volumes d'air, dont chacun
égale la capacité d'une des cinq divisions du cylindre, si
l'index montrait que l'air dans le corps du cylindre était
d'une densité naturelle. Tandis qu'un seul volume serait indiqué s i, le piston ayant été descendu jusqu'à B C, l'index ne
baissait que de deux degrés.

Ces résultats constants d'expériences réitérées, qui montrent combien il est facile de mesurer la quantité d'air extrait des poumons par notre instrument, font voir aussi
qu'on peut mesurer avec certitude et avec exactitude la
quantité d'air injecté dans les poumons au moyen du même
instrument (1).

Il est donc évident que le *Cœur pneumatique respiratoire* mesure avec exactitude et au coup d'œil, les moindres
comme les plus fortes quantités de fluide que, par son
aide, on enlève à l'organe de la respiration ou qu'on injecte
dans ses canaux.

---

(1) Je vais soumettre ci-après à mes confrères un problème qu'ils exa-
mineront à fond, je l'espère, et sous tous ses rapports, et qui, à ma connaissance, n'a pas encore fait l'objet de recherches expérimentales.
Démontrer si, particulièrement par rapport aux diagnostics et aux pro-
nostics des maladies lentes des poumons, il serait avantageux d'avoir
une connaissance expérimentale de la quantité d'air que notre organe
de respiration est capable de recevoir. Démontrer si, dans l'état actuel
de la science, mettre devant les yeux du médecin sagace des faits, qui
prouvent clairement s'il entre ou non aux poumons d'un malade la quantité d'air qu'à leur état normal ils devraient contenir, le rendrait plus
à même de reconnaître l'existence ou la non existence des sus-dites maladies pulmonaires, et d'en établir un pronostic exact.
Mon très-savant collègue et ami, le prof. Chev. Alessandro Puglia, médecin renommé, et président de la Faculté de médecine à l'Université
royale de Modène, a trouvé ma proposition très-utile, comme étant de
nature à conduire en plusieurs cas à la possibilité de déterminer avec
certitude la présence ou l'absence de matières étrangères, d'obstruction,
d'hépatisation, ou d'atrophie pulmonaire; comme pouvant enfin conduire
à une décision positive à l'égard de l'existence des faits de la plus haute
importance par rapport à la marche de ces maladies.

§ 9.

THÉORÈME 6. — *Au moyen de cet instrument, on peut imiter la respiration naturelle en alternant les insufflations et les aspirations pulmonaires, et cela peut s'opérer sans le moindre mélange du fluide injecté aux poumons avec celui qu'on en extrait.*

Le malade étant mis, à l'aide du tube élastique B B B, en rapport avec l'instrument, on opère de la manière suivante :

On baisse les deux pistons l'un après l'autre, et ensuite on les remonte ensemble à leur position primitive. De cette façon on exécute une aspiration et une insufflation, et cela autant de fois qu'on jugera convenable.

Par suite de l'abaissement du piston *h h*, les matières qui se trouvent dans les poumons sont délogées et transportées au compartiment G G par la voie du tuyau Z *f* U.

La descente du piston T produit les effets qui suivent : la matière dont le compartiment G G se charge est rejetée par la voie du conduit R : le cylindre se remplit d'air pur entré par la soupape interne en A qui s'ouvre quand le piston T descend (voir § 2) : le robinet S se ferme par suite du même mouvement. L'instrument ainsi disposé, l'élévation simultanée des deux pistons ferme la soupape A, et l'air dans le compartiment G G est dirigé sur les poumons par la voie du tuyau D Y.

Comme, après l'aspiration, la matière introduite dans le compartiment G était jetée dehors et le robinet S fermé, il est évident que la matière aspirée ne peut, en aucune manière, se mélanger avec le fluide injecté aux poumons.

Et comme une aspiration et une insufflation s'accomplissent par suite de deux mouvements faciles, en quelque sorte innocents et ne demandant que très-peu de temps, il est également clair que l'on arrive ainsi à imiter les mouvements de l'inspiration et de l'expiration naturelles.

§ 10.

THÉORÈME 7. — *Cet instrument opère des aspirations et des insufflations pulmonaires brèves, longues, complètes, incomplètes, fortes ou très faibles, selon la volonté de l'opérateur, qui peut les modifier jusqu'à leur suspension, sans interrompre la marche de l'opération.*

Ces qualités sont de la plus haute importance ; car, pouvoir exécuter facilement les aspirations et les insufflations brèves ou longues, fortes ou faibles, nous met à même de secourir, dans toutes les variétés de danger, l'adulte aussi bien que l'enfant asphyxié.

Le problème est facile à résoudre. Quand on veut diminuer l'intensité d'une insufflation ou d'une aspiration, on ouvre d'un tiers ou à moitié le robinet du tuyau L *t*, et le résultat voulu est accompli.

En effet, la descente du piston *h h* fait entrer de l'air à Z et même l'aspire du compartiment A D Q par la voie du tuyau D Y. Or, si le conduit L *t*, communiquant avec A B Q, est en partie ouvert, l'air extérieur y entrera en quantité proportionnée au degré auquel il est ouvert.

De l'autre côté, dans l'acte d'insuffler, le robinet S étant fermé, et la soupape interne en A étant aussi fermée par l'élévation des pistons l'air, contenu dans l'instrument est forcé de sortir en partie par le tuyau courbé D Y pour se diriger sur les poumons, et en partie par le tuyau L *t* préalablement ouvert. Tout le monde reconnaîtra que le tuyau L *t* étant tout à fait ouvert, l'action exercée sur les poumons sera presque nulle.

Enfin après les explications précédentes, on comprendra facilement que toutes les modifications, tant d'étendue que d'intensité, peuvent être exactement mesurées, variées et suspendues à la volonté de l'opérateur.

§ 11.

THÉORÈME 8.— *En même temps qu'au moyen du cœur pneumatique respiratoire, on opère une insufflation ou tout de suite après une aspiration, on peut introduire de l'oxygène en grandes ou petites quantités dans les poumons, et l'agiter pour mieux le faire entrer dans les cellules; pareillement, on peut mélanger plus ou moins d'air avec l'oxygène injecté, afin d'en modifier l'action excitante.*

Quand on veut employer de l'oxygène pour exciter dans les poumons une activité plus forte que celle produite par l'air pur, on remplit de ce gaz la vessie A A, et, son robinet étant fermé, on la met en communication avec le compartiment A D Q, en l'ajustant à l'extrémité du conduit L t.

La vessie ainsi ajustée, et l'instrument mis en rapport avec les poumons du malade, on n'a qu'à ouvrir le robinet de la vessie et le tenir ouvert pendant un certain temps, et l'entrée du gaz dans les poumons se trouve accomplie.

L'élasticité de la vessie pousse le gaz d'abord dans le compartiment A D Q et de là par le tuyau D Y Z, dans les tubes bronchiques, où il entre en quantité plus ou moins grande selon le temps qu'on aura laissé le robinet ouvert.

Si, en outre, pour exciter d'une manière plus certaine et plus énergique la vitalité assoupie ou presque éteinte des poumons, on veut agiter et faire pénétrer l'oxygène dans les canaux bronchiques les plus minces, et même dans les cellules aériennes, on tappe à coups répétés la membrane du tambour F, et cette compression saccadée exercée sur le gaz le remue, l'agite, et produit l'effet voulu.

Si au contraire, on redoute l'action trop forte de l'oxygène, et qu'on veuille que l'air ne soit que peu chargé de gaz, on opère l'insufflation sans comprimer la vessie, et en n'ouvrant que peu son robinet.

§ 12.

Théorème 9. — *Dans le cas de mort apparente, quand les poumons sont remplis d'air, ou quand leur état convulsif les empêche d'en recevoir, quoique l'air injecté par une insufflation ne puisse entrer dans leurs cavités, il n'y produit pas de conséquences funestes, parce que, grâce au mécanisme de l'instrument, il lui est ouvert un passage, et cela nonobstant la force, même imprudente, que l'opérateur ait pu employer, pour accomplir une insufflation complète.*

Tout heureux et surprenant que soit ce résultat, le mouvement duquel il dépend est aussi facile que sûr.

On injecte de l'air dans les poumons au moyen d'une insufflation. Les insufflations se font à la suite des aspirations. Après une aspiration, les deux pistons T et *h h* se trouvent à B C, le robinet S ayant été fermé, et le compartiment A D Q fortement agrandi par la descente du piston T.

Les choses ainsi disposées, la montée du piston T chasse du compartiment A D Q, agrandi comme il vient d'être dit, trois volumes d'air, dont chacun égale la cinquième partie de la capacité de l'instrument. Cette opération s'exécute régulièrement, quand l'air ainsi poussé passe librement hors du compartiment; mais s'il se présente un obstacle à son passage, l'air s'efforce de le surmonter ; s'il y réussit, c'est au préjudice du tissu pulmonaire; s'il ne le surmonte pas, il devient fortement condensé, et l'index du tambour F monte d'une manière notable.

Mais enfin, quand tout cela peut-il arriver ? Dans quelles circonstances l'air poussé par le piston T aurait-il à lutter contre des obstacles à sa sortie ? Quand l'air du compartiment A D Q serait-il condensé et réduit à un espace très borné ? Examinons la question.

Nous avons dit que le piston T N, en passant depuis n° 4 au

n° 1, chasserait du compartiment A D Q, agrandi comme il a été expliqué, trois volumes d'air égaux ensemble à trois cinquièmes de la capacité entière du cylindre; nous avons dit que, avant une insufflation, il est fait une aspiration qui produit un certain vide aux poumons; enfin, il est bien connu que le compartiment A D Q, réduit à sa capacité primitive, contient une certaine quantité d'air (un cinquième de celle que contient la capacité entière du cylindre), laquelle ne peut pas être expulsée par l'élévation du piston T, parce que celui-ci s'arrête à n° 1.

Maintenant, considérons les faits que produit la force qui pousse dans les poumons l'air du compartiment A D Q, afin de savoir et pouvoir expliquer comment et par suite de quelle disposition mécanique spéciale les poumons sont à même de se débarrasser, sans danger, de l'air qu'ils ne peuvent pas recevoir impunément, et cela précisément au moment où le médecin veut opérer une insufflation complète.

D'après ce que nous avons dit ci-dessus, il est évident que l'obstacle ne peut pas se présenter pendant le trajet du piston de 4 à 3, parce que le trajet a lieu tout de suite après une aspiration. Mais la marche des choses est différente pendant ce trajet de 3 à 2. Alors, la condensation de l'air dans le compartiment A D Q s'augmente d'un tiers, ainsi que la force avec laquelle l'air est lancé dans les poumons, air qui, sans une prévision opportune, deviendrait encore plus périlleux pour eux, si le piston venait à parcourir l'espace entre 2 et 1.

Heureusement, le *Cœur pneumatique respiratoire*, par son mode de construction, prévient tout accident funeste qui pourrait arriver par suite de ladite opération. A peine le piston a-t-il dépassé le niveau du n° 2, justement au moment où il exerce une pression augmentée sur l'air dans A D Q, et par suite dans les poumons malades, et bien que le médecin continue son opération, en poussant vigoureusement

le piston pour vaincre tout obstacle, il se fait un passage
pour l'air condensé, et le mal imminent aux poumons est
évité. Bientôt après que le piston, en montant vers n° 4, a
passé n° 2, le robinet S s'ouvre, et, par la voie des tuyaux
D Y et Z *f* U, établit en temps opportun une communication
entre les compartiments A D Q et G G, par laquelle ce dernier
reçoit tant l'air repoussé par les poumons que celui que l'é-
lévation du piston fait sortir du premier. La grande utilité,
la simplicité et la sûreté des mouvements ci-dessus indiqués
s'effectuent malgré les efforts contraires de l'opérateur, et
même quand il ignore également l'état déplorable du malade
et la nécessité de suspendre ou de modérer ou de varier
l'opération ; ils pourvoient non-seulement à cette nécessité,
mais aussi à la difficulté produite par le manque total de
symptômes qui, comme un voile impénétrable, cache l'état
réel dans une mort apparente; ils méritent donc, il me semble, l'attention sérieuse des savants et la protection du gou-
vernement, et me donnent lieu de répéter : — « Quæ in na-
turâ fundata sunt, crescunt et augentur ; quæ, in opinione
variantur, non augentur. »

§. 13.

THÉORÈME 10. — *Au moyen d'un seul tube introduit
facilement dans la glotte, en cas de mort apparente, cet
instrument peut, sans causer de tension excentrique ni
concentrique pulmonaire, envoyer de l'air pur dans
les poumons et leur enlever l'air vicié ou empoisonné,
tout en secouant, remuant doucement et de diverses
manières les poumons.*

On sait que les insufflations et les aspirations artificielles ne
réussissent guère bien dans les cas où l'individu à secourir
est tombé dans l'asphyxie, par suite de maladie nerveuse, de
spasmes, ou de frayeur, ou lorsqu'il se trouve dans un éta
de rigidité convulsive. Dans ces cas, produire dans les pou-

mons une tension concentrique ou excentrique par des insufflations ou par des aspirations, ce serait assurer des crises
périlleuses, et très probablement remplacer la mort apparente
par la mort réelle. C'est pour cela qu'on a raison de dire qu'a-
mener une contraction ou une dilatation des poumons pendant que l'individu est dans un état de convulsion spasmodi-
que, ce n'est qu'augmenter la cause morbifique qui agit avec
tant de violence sur lui.

Mais comment apporter un secours opportun, quand on ne
doit ni dilater ni contracter les poumons, alors cependant
qu'il est nécessaire d'expulser l'air infect ou vicié qui empoi-
sonne le sujet, ou qu'il y a urgence à y injecter de l'air pur
pour rallumer en lui la vie qui va s'éteindre ? Si on arrivait à
satisfaire à toutes ces demandes, ne serait-ce pas comme si on
plaçait d'autres poumons à côté des siens, afin que ceux-là puis-
sent faire ce que ceux-ci n'avaient pu accomplir ? Voilà le
problème que nous allons résoudre ; telle est la mission im-
portante de l'instrument dont nous nous occupons.

En présence d'une pareille question, la première chose à
faire, c'est d'accommoder l'instrument au travail qu'on lui des-
tine, ce qui se fait de la manière suivante :

On ouvre le robinet I du tuyau I M, on ferme le tuyau R,
on ajuste le tube double élastique B B B (fig. 2.) sur Z et M.
et on en introduit dans la glotte le bout métallique. Alors
on procède à l'opération.

En abaissant doucement le piston h h, on comprime l'air
dans le compartiment inférieur G G, et on le dirige sur les
poumons par la voie du tuyau I M et du tube élastique y an-
nexé.

Par l'abaissement du piston h h et par l'agrandissement
consécutif du compartiment G G, on aspire des poumons, par
la voie du tuyau U f Z et du tube élastique ajusté sur Z, autant
d'air qu'on en injecte en même temps par I M. L'extraction
de l'air vicié et l'injection de l'air pur s'opèrent simultané-

ment, sans produire de dilatation ni de contraction des poumons ; et l'opération peut se répéter autant de fois qu'il sera nécessaire.

Pour en effectuer cependant la répétition, il faut, après avoir ouvert le robinet R et fermé le robinet I, abaisser le piston T, ensuite on remonte les deux pistons.

En abaissant le piston T, le robinet R ayant été ouvert, on rejette du cylindre l'air vicié extrait des poumons ; et comme la soupape en A s'ouvre en même temps, il ne se fait sur les poumons aucun acte d'aspiration. Puis, remontant les deux pistons, R étant fermé, et I M ouvert, on répète simultanément une insufflation et une aspiration.

Enfin, il s'accomplit dans l'organe de la respiration l'échange de l'air pur injecté contre l'air vicié qu'on extrait ; et en tapant de temps en temps sur le tambour F, non-seulement on agite le fluide contenu dans les poumons, mais on secoue doucement et de diverses manières les poumons eux mêmes.

§ 14.

THÉORÈME 14. — *Le cœur pneumatique respiratoire, par une seule et même action, extrait de l'estomac les matières empoisonnées qui s'y trouvent, et les remplace par un liquide médicamenteux, tout en évitant les très-graves inconvénients qui résultent de l'emploi des pompes dont on se sert à présent.*

Généralement, l'estomac d'une personne qui a été empoisonnée, ou l'estomac qui contient du poison, se trouve irrité, enflammé et ulcéré en différents endroits, de sorte qu'on n'y peut rien injecter sans causer au malade de vives douleurs par suite de la distension que l'injection produirait. Des contractions également douloureuses résulteraient d'une aspiration faite pour enlever les matières contenues dans l'estomac.

L'exécution d'une pareille opération comprend plusieurs points d'une haute importance. Il faut extraire de l'estomac les matières délétères qui s'y trouvent, et les remplacer en même temps par des matières médicamenteuses propres à tempérer ou neutraliser le poison et à laver et nettoyer l'organe ; il faut introduire doucement et avec beaucoup de soin une grande quantité de matière liquide ; il faut que l'opération ne soit pas interrompue par des causes contraires à sa réussite. Mais si quelque matière dans l'estomac ou bien une partie de l'estomac lui-même viennent engorger ou boucher le côté aspirant du tube, il faut que l'opérateur en soit immédiatement prévenu, et qu'un secours prompt et sûr soit aussitôt apporté.

Pour pouvoir exécuter cette opération, on ferme préalablement le robinet R, les pistons étant à leur position primitive. On introduit au moyen d'un entonnoir, par le robinet I (qu'on peut lever de sa position), la quantité de liquide médicamenteux nécessaire pour remplir le compartiment inférieur h h B C, lequel peut en contenir environ cinq livres. Cela fait, et ayant remis à sa place le robinet I du tuyau I M, qui est ouvert, on introduit avec soin dans l'estomac du malade le tube élastique D D D, à chaque côté du bout duquel on voit un trou qui fait l'embouchure d'un des deux tubes élastiques. Ensuite on ajuste ces deux tubes sur Z et M, et on abaisse lentement le piston h h jusqu'à B C.

La descente du piston h h comprime le liquide dans le cylindre, le forçant à sortir par le tuyau I M et à se rendre dans l'estomac de l'empoisonné ; et, comme la descente du piston h h entraîne l'aggrandissement de G G, on aspire en même temps par le tuyau U f Z, et par le tube fixé à son bout, une quantité de matière égale à celle qu'on y injecte ; et cette opération peut être répétée autant de fois qu'il sera nécessaire.

Dans le cas où le tube aspirant viendrait à être bouché par les parois de l'estomac, ou à être engorgé par une autre cause, l'inconvénient serait de suite indiqué par l'index du tambour F, et l'opérateur y remédierait en changeant réciproquement les places des deux bouts élastiques du tube D D D, mettant à M celui qui était sur Z, et transportant à Z celui qui était sur M. Le changement de position amène un changement de fonction. Le tuyau aspirant devient le tuyau refoulant; l'obstacle qui bouchait ou qui engorgeait le tube est refoulé, et le tube dégagé.

Concluons donc au sujet de cette qualité spéciale du *Cœur pneumatique* :

1° que cet instrument envoie simultanément dans l'estomac d'un homme ou d'un animal la même quantité de liquide qu'il en extrait, et, par ce moyen, évite l'inconvénient d'une distension inopportune ;

2° Que l'injection du nouveau liquide et l'extraction de celui qui était dans l'estomac, s'opèrent au moyen d'un seul tube de la même forme que ceux dont on se sert à présent ;

3° Que cet appareil injecte dans l'estomac environ six livres de liquide, et en extrait autant en moins de deux minutes ; c'est à dire qu'il y envoie une grande quantité de liquide, qui dilue le liquide délétère, l'en expulse, et ensuite enlave bien les parois internes;

4° Que lorsqu'un obstacle quelconque s'oppose au libre passage du fluide dans le tuyau, l'opérateur en est immédiatement averti par l'index délicat destiné à régler toutes les actions de l'instrument ;

5° Que l'opérateur étant prévenu de la présence de l'obstacle, celui-ci peut être immédiatement enlevé sans ôter le tube de l'estomac, sans le faire tourner dans cet organe et sans y renvoyer aucune partie de la matière qui en avait été déjà extraite.

§ 15.

De la grande facilité avec laquelle tout le monde peut
se servir du Cœur pneumatique respiratoire ; de son utilité
et de son emploi étendu dans la médecine et dans la chi-
rurgie.

Considérant, le nombre, la variété et la difficulté des opé-
rations et des bons offices impérieusement réclamés par l'é-
tat d'un homme *apparemment mort*, et que le Cœur pneumatique exécute tous en perfection en substituant ses propres
actions à celles de la nature, en produisant exactement les
phénomènes mécaniques de la respiration, et en en facilitant les
phénomènes chimiques et vitaux ; considérant les combinai-
sons mécaniques au moyen desquelles les effets en sont au
au besoin augmentés, diminués ou suspendus ; considérant la
grande simplicité de cet instrument, aussi bien que la promp-
titude et la sûreté de ces actions nombreuses et variées ;
considérant la multiplicité, la complication et l'étendue
des effets résultant de l'élévation et de l'abaissement si-
multanés ou successifs des pistons ; considérant que la force
aspirante et la force refoulante exercée par le *Cœur respira-*
toire se rèfletent également dans plusieurs de ses compartiments, produisant la dilatation ou la compression de l'air y
contenu, et les effets qui s'ensuivent ; considérant avec
quelle facilité on peut armer et arranger en diverses manières
cet instrument et produire avec lui de nombreuses actions indé-
pendantes de la force avec laquelle l'on monte ou l'on abaisse
les pistons ; considérant que tous les mouvements de cet instrument sont toujours notés et exactement mesurés ; considérant la manière infaillible dont il indique à l'œil ou à la
main de l'opérateur l'état latent de l'organe sur lequel il opère,
en l'avertissant de la présence ou de l'absence d'air aux poumons ; considérant la multiplicité des circonstances contraires
à la bonne réussite de l'opération provenant de causes

quelquefois inhérentes, quelquefois imprévues, lesquelles cependant, par suite du mécanisme de l'instrument, ne peuvent
en aucune manière déranger la marche de l'opération, même
quand l'opérateur, n'ayant pas connaissance de leur existence, ne peut pas les prévenir ; considérant enfin que toutes les
actions de cet instrument commencent, se suspendent, s'accomplissent, se modifient par suite des lois hydrauliques
pneumatiques universellement reconnues ; considérant, dis-je,
toutes ces singulières propriétés, on reconnaîtra volontiers
qu'il est de la plus grande utilité aux médecins et aux chirur-
giens, et qu'on peut s'en servir avec la plus grande facilité,
avec la plus grande sûreté.

Il serait, sans doute, avantageux d'exposer ici les corollai-
res qu'on pourrait déduire des théorèmes précédents, mais
cela me mènerait au-delà des limites que je me suis prescrites.
Du reste, quelques-uns sont évidents. Il est clair, par exem-
ple, que le *Cœur respiratoire* est une machine à la fois pneumatique et hydraulique, qu'il peut agir sur la vessie urinaire,
sur les intestins, sur les cavités internes des tumeurs lym-
phatiques, etc., etc. Les théories fondées par les maîtres des
sciences médicales et physiques peuvent être, par son aide,
établies, éclairées, étendues, et commodément expliquées.
Par conséquent, je termine en exprimant l'espoir que les savants s'occuperont de mon invention et des expériences qu'elle
rend possibles, et en la recommandant aux Gouvernements
et aux chefs des Institutions médicales, si toutefois on lui
reconnaît un intérêt social qui mérite un honneur aussi dis-
tingué.

Alger. — Imprimerie de l'*Akhbar*, J. BREUCQ, gérant.